DIETA PALEO

Sfida Di 30 Giorni Con La Paleo Dieta Per Tenersi In Forma E Trasformare Se Stessi

(Inizia Con La Dieta Paleo)

Delfio Rizzo

Traduzione di Daniel Heath

© Delfio Rizzo

Todos os direitos reservados

Dieta Paleo: Sfida Di 30 Giorni Con La Paleo Dieta Per Tenersi In Forma E Trasformare Se Stessi (Inizia Con La Dieta Paleo)

ISBN 978-1-989837-02-3

TERMINI E CONDIZIONI

Nessuna parte di questo libro può essere trasmessa o riprodotta in alcuna forma, inclusa la forma elettronica, la stampa, le fotocopie, la scansione, la registrazione o meccanicamente senza il previo consenso scritto dell'autore. Tutte le informazioni, le idee e le linee guida sono solo a scopo educativo. Anche se l'autore ha cercato di garantire la massima accuratezza dei contenuti, tutti i lettori sono avvisati di seguire le istruzioni a proprio rischio. L'autore di questo libro non potrà essere ritenuto responsabile di eventuali danni accidentali, personali o commerciali causati da un'errata rappresentazione delle informazioni. I lettori sono incoraggiati a cercare l'aiuto di un professionista, quando necessario.

INDICE

Parte 1 1

Introduzione 2

Capitolo 1: Introduzione Alla Paleo Dieta 3

Le Origini Della Paleo Dieta 3

BENEFICI DELLA PALEO DIETA 7
BENEFICI MEDICI DELLA PALEO DIETA 11
PERSONE CHE DOVREBBERO EVITARE LA PALEO DIETA 14

Capitolo 2: Cibi Da Mangiare E Da Evitare........................ 18

COME DETERMINARE QUALE CIBO MANGIARE E QUALE EVITARE? ... 18
GIUDIZI ERRATI SULLA PALEO DIETA 23

Capitolo 3: Transizione Alla Paleo Dieta........................... 26

COSA SUCCEDE DURANTE LA FASE DI TRANSIZIONE 26
COSE DA RICORDARE DURANTE LA FASE DI TRANSIZIONE 29
CONSIGLI PER AVERE UNA TRANSIZIONE DI SUCCESSO 31
PIANO ALIMENTARE DEL TUO PERIODO DI TRANSIZIONE DI 10 GIORNI
.... 34

Capitolo 4: Le Ricette 42

RICETTE PER LA COLAZIONE 42
Burritopaleo.. 42
Cereali Paleo... 44
Muffins Di Zucchine 46

Insalata Di Uova E Pomodoro 48
Pancake Alla Cannella Paleo 49
Pollo E Zuppa Di Verdure E Uova Vegana 51
SOSTITUTI DEL GRANO 52
Riso Al Cavolfiore 52
Riso Alle Zucchine 53
Spaghetti Di Zucchine O Di Zucca 55
INSALATE 55
Insalata Di Verdure Di Sardine Con Condimento Di Avocado 55
Insalata Di Tonno 57
Insalata Di Pollo, Pollo E Avocado, Cetriolo 58
ANTIPASTI PER PRANZO E CENA 60
Hamburger Carnoso 61
Fegatini Di Agnello Con Cipolla E Uva Caramellata 63
SNACKS 69
Crackers Alla Banana 70
Pizza Paleo 71

Conclusione 74

Parte 2 75

Introduzione 76

Cos'è La Paleo Dieta? 77

Quali Sono I Benefici Della Paleo Dieta? 80

Quali Saranno Le Conseguenze Della Paleo Dieta Sulla Mia Salute? 82

Come Cambierà La Mia Dieta Quando Scelgo Di Mangiare Paleo? 85

Diventa Paleo Oggi 90

Conclusione 93

Parte 1

Introduzione

Voglio ringraziarti e congratularmi con te per aver scaricato il libro.

Questo libro contiene fasi e strategie testate su come avere uno stile di vita sano attraverso le meraviglie della Paleo Dieta. Alla fine di questo libro sembrerai assolutamente meraviglioso grazie a tutti i vantaggi della Paleo Dieta. Ti garantisco che riceverai molti benefici da questo libro e la tua vita sarà sconvolta. Che cosa stai aspettando?! Vai a leggere!

Grazie ancora per aver scaricato questo libro, spero che ti piaccia!

Capitolo 1: Introduzione alla Paleo Dieta

Le origini della Paleo Dieta

La Paleo Dieta è stata introdotta per la prima volta nel 1980, ma la sua efficacia come programma per perdere peso è stata riconosciuta solo di recente. È una dieta dimagrante basata su come i nostri antenati mangiavano durante l'era paleolitica. Da qui il nome di Paleo Dieta.

Durante l'era paleolitica o l'era dell'età della pietra antica, i nostri antenati mangiavano solo cibo raccolto attraverso la caccia o il foraggiamento. La loro dieta abituale era composta principalmente da frutta, verdura, pesce e carne. Tuttavia, la maggior parte dei loro pasti principali era costituita da pesce e carne. Frutta e verdura erano i loro snack.

I loro pasti erano solitamente grezzi, non stagionati e non trasformati. Mangiavano quando erano affamati e smettevano di mangiare quando erano sazi. Non osservavano un orario o un menu rigoroso.

Un'altra differenza significativa nella dieta dei primi uomini era l'assenza di cereali. Durante il Paleolitico, l'agricoltura non era praticata. I nostri antenati non piantavano il proprio cibo o allevavano il proprio bestiame o il proprio pollame. Mangiavano animali e piante selvatiche, che non erano esposti a molte sostanze chimiche sintetiche tossiche.

Nonostante il loro apporto di cibo precario, la maggior parte dei nostri antenati ha vissuto per più di 100 anni. Molti scienziati credevano che fosse a causa della loro dieta. Credevano che fosse anche la ragione per cui i primi uomini erano muscolosi, magri e sani.

Quando la Paleo Dieta fu introdotta per la prima volta, fu considerata inefficace da molti dietologi. Gli esperti hanno affermato che la Paleo Dieta era efficace per i primi uomini perché non erano esposti a molti radicali. I loro geni erano progettati per adattarsi al tempo e ad altri fattori diquell'epoca. Le persone moderne hanno diversi geni, progettati per adattarsi ai fattori che sono presenti oggi.

Dopo aver scoperto la ragione per cui non era efficace, i dietologi hanno provato a correggere la dieta e l'hanno progettata per adattarsi all'era attuale.

Quindi, oggi, la Paleo Dieta è riassunta come una dieta in cui:

1. si mangia più carne durante i pasti principali;

2. si mangiapiù frutta e verdura come snack;

3. simangianocibibiologici;

4. si mangia più cibo crudo;

5. si mangia solo quando si ha fame.

Benefici della Paleo Dieta

Dopo decenni di studio della Paleo Dieta, dietologi e esperti nutrizionali hanno creduto che questa dieta potesse fare miracoli per il corpo. Ecco alcuni dei comprovati benefici della Paleo Dieta:

1. Aumenta il sistema immunitario.

Il menu tipico della Paleo Dieta è composto da frutta e verdura fresca. La frutta e la verdura fresche sono ad alto contenuto di vitamina C, E, K e A. Queste vitamine sono essenziali per rafforzare il sistema immunitario.

2. Rafforza il cuore e cura l'ipertensione.

Alcune persone pensano che la dieta sia cattiva per il cuore perché è composta principalmente da carne. Tuttavia, la Paleo

Dieta richiede che la carne sia biologica. Le carni biologiche sono ad alto contenuto di oli omega e contengono solo grassi monoinsaturi. Questi nutrienti hanno dimostrato che aiutano a rafforzare il cuore e a curare l'ipertensione. Inoltre, l'aggiunta di frutta e verdura nella dieta aiuta anche a minimizzare l'infiammazione nel cuore e nel sistema circolatorio.

3. Mantiene la pelle giovane e sana.

Alcuni potrebbero mettere in dubbio l'effetto delle Paleo Diete sulla pelle. Le carni sono erroneamente associate a pelle e acne non uniformi. Non ci sono studi che collegano direttamente la carne con i problemi della pelle. In effetti, gli oli provenienti dalla carne biologica sono ritenuti i migliori per nutrire le ghiandole della pelle. Ghiandole della pelle sane aiutano a rimuovere le tossine dal corpo.

I frutti e le verdure biologiche sono anche ricchi di vitamina A, C ed E, ottimi per mantenere la pelle giovane e sana.

4. Ti aiuta a perdere peso.

Alcuni potrebbero pensare che poiché la dieta è composta principalmente di carne, ti farà ingrassare. In qualche modo, questa osservazione è vera. All'inizio, la dieta ti aiuterà ad aumentare di peso, ma è perché sta cercando di rendere il tuo corpo adatto alla dieta.

Mentre continui con la dieta, inizierai a perdere peso. Questo perché non introdurrai grassi saturi e carboidrati nel tuo sistema. Grassi saturi, colesterolo e carboidrati sono uno dei motivi principali per cui si aumenta di peso. Se passi alla Paleo Dieta, smetterai di introdurli nel tuo corpo.

La frutta e la verdura nella dieta aiuteranno anche a rafforzare il sistema digestivo. Il sistema digestivo sano aiuterà ad espellere gli elementi nocivi e le tossine dal corpo.

5. Ti aiuta a dormire meglio.

Durante la settimana di transizione, potresti avere problemi a dormire. Questo a causa degli sbalzi d'umore, della depressione temporanea e / o dell'ansia provocati dai cambiamenti nel tuo corpo. Tuttavia, mentre continui con la dieta, puoi dormire meglio. I carboidrati producono energia. Più carboidrati, più mangi, più sei energico. Questo potrebbe farti essere iperattivo di notte. Poiché la Paleo Dieta non ha molti carboidrati, la tua energia può essere regolata, specialmente di notte.

Benefici medici della Paleo Dieta

La Paleo Dieta viene anche utilizzata per aiutare le persone con determinate condizioni mediche, come quelle elencate di seguito.

Diabete

Si consiglia ai diabetici di osservare una dieta a basso contenuto di grassi, a basso contenuto di carboidrati ea basso contenuto di zucchero. La Paleo Dieta si adatta a tutti questi.

Sebbene la dieta sia ricca di proteine, è povera di grassi perché elimina i latticini. La carne magra ha pochi grassi. La dieta inoltre non include cereali o prodotti a base di cereali. I cereali sono ottime fonti di carboidrati e zuccheri. Quindi, la persona diabetica può godersi la Paleo Dieta senza troppa preoccupazione.

Celiachia

La celiachia si riferisce all'ipersensibilità dell'intestino tenue al glutine. Le persone con questa malattia dovrebbero mangiare solo cibi privi di glutine. Il glutine si trova solitamente nei cereali. Poiché la Paleo Dieta elimina i cereali dai cibi consentiti, può essere una buona dieta per le persone celiache.

Anemia

L'anemia è una condizione medica per la quale una persona non ha l'emoglobina o globuli rossi. Per aiutare ad aumentare l'emoglobina, vengono spesso somministrati al paziente gli integratori di ferro. Le carni rosse sono anche grandi fonti di ferro. Le proteine sono anche essenziali nel mantenere la produzione di ferro nel corpo. La Paleo Dieta è una dieta ricca di proteine, quindi può aiutare a curare l'anemia.

Disturbi di iperattività

Alcuni recenti studi dimostrano che le Paleo Diete possono aiutare a controllare l'iperattività. Può rilassare i nervi e bilanciare la chimica del cervello. Molti esperti ora stanno raccomandando la dieta per le persone con ADHD e altri disordini di iperattività.

Persone che dovrebbero evitare la Paleo Dieta

La Paleo Dieta può essere una buona dieta per molti, ma potrebbe non funzionare con alcune persone, specialmente quelle che sono menzionate di seguito.

Donne con sindrome pre-mestruale e in fase pre-menopausa o in menopausa

La Paleo Dieta non è una buona fonte di calcio, quindi può causare l'osteoporosi ad alcuni che hanno un basso contenuto di calcio. Le donne con la sindrome pre-mestruale o quelle che seguono le fasi della menopausa non producono abbastanza estrogeni. L'estrogeno è essenziale nella produzione di calcio nelle donne. Osservare questa dieta può aumentare il rischio di osteoporosi.

Le persone con sindrome da stanchezza cronica

La sindrome da stanchezza cronica (SSC) è una malattia che causa una grave stanchezza del paziente. Il paziente dovrebbe aumentare la sua energia per ridurre l'affaticamento. Per produrre energia, ha bisogno di assumere grandi quantità di carboidrati. La Paleo Dieta è una dieta a basso contenuto di carboidrati e può essere dannosa per la malattia.

Pazienti con fibromialgia

La fibromialgia è una condizione medica simile alla SSC. Tuttavia, la fibromialgia è accompagnata da diffusi dolori scheletrici, depressione e sindrome dell'intestino irritabile. La Paleo Dieta ha dimostrato di avere effetti avversi sulle persone con questa malattia perché intensifica i sintomi.

Atleti sottoposti ad allenamento intensivo

Gli atleti come nuotatori, giocatori di pallacanestro o quelli che partecipano a sport che richiedono velocità non dovrebbero essere sottoposti alla Paleo Dieta. La Paleo Dieta è buona per sviluppare i punti di forza degli atleti, ma li rallenta. Ancora una volta, il colpevole è la mancanza di carboidrati. Senza i carboidrati, il corpo non avrà combustibile per produrre energia. Ciò può causare all'atleta di stancarsi facilmente o rallentare.

**Capitolo 2: Cibi da mangiare e da evitare
Come determinare quale cibo mangiare e quale evitare?**

Gli esperti hanno determinato un sistema per sapere se il cibo dovrebbe essere incluso o meno nella dieta. Ecco la lista di controllo:

1. Dovrebbe essere ricco di proteine;

2. Dovrebbe essere ad alto contenuto di grassi monoinsaturi e polinsaturi;

3. Dovrebbe essere ricco di potassio;

4. Dovrebbe essere ricco di vitamine e minerali, specialmente in A, C, E, K, iodio e zinco;

5. Dovrebbe essere più alcalino e meno acido;

6. Dovrebbe essere ricco di antiossidanti;

7. Non deve essere elaborato o insaccato;

8. Dovrebbe essere a basso contenuto di sale o sodio;

9. Dovrebbe essere a basso contenuto di zucchero. Il cibo dovrebbe avere un basso punteggio dell'indice glicemico (idealmente, meno di 55);

10. Dovrebbe essere a basso contenuto di carboidrati. I carboidrati dovrebbero essere inferiori a 10 grammi.

Qualsiasi cibo che non superi nessuno dei numeri da 7 a 10 dovrebbe essere escluso dalla dieta.

Di seguito l'elenco dei prodotti alimentari da mangiare e da evitare:

Cibo da mangiare molto	Cibo da mangiare con moderazione	Cibo da escludere
Carne Albumi d'uovo Pesce Frutti di mare Frutti di bosco Verdure a foglia verde Pomodori Cetrioli Cipolle Aglio	Verdure amidacee selezionate come: Zucchine Melanzane Carote Broccoli Cavolfiore Barbabiet	Cereali Latte e prodotti lattiero-caseari Lenticchie Legumi tra cui noccioline Alimenti trasformati

Pepe	ole	Tofu
Spezie	Patata dolce	Dolcificanti artificiali
Agrumi	Mais	Zucchero
Mele	Noci selezionate come:	Patate (ordinarie o dolci)
Pere		
Banane		
Olio che contiene grassi monoinsaturi o polinsaturi	Macadamia	Cibo spazzatura
	Mandorle	Oltre cibi salati
	Nocciole	
Olio d'oliva	Frutti amidacei come:	Canditi, marmellate e frutta e verdura in salamoia
Olio di cocco	Banane	
	Guaiava	
	Semi	Succhidifrut

	selezionati come:	ta
	Semi di zucca	
	Semi di anguria	
	Semi di girasole	
	Olio di semi di sesamo	
	Olio di mais	
	Vino ottenuto da frutta fermenta	

Giudizi errati sulla Paleo Dieta

Ci sono molte idee sul cibo incluso nella dieta. Alcuni dietisti pensano che, poiché è incluso nella dieta, dovrebbero mangiarne parecchio. Questo può essere vero se sei un diabetico o stai usando la dieta per scopi medici. Ricorda che la Paleo Dieta non serve per perdere peso. Perdere peso è solo uno dei benefici della dieta.

Quindi, se vuoi perdere peso in modo efficace, devi comunque eseguire le seguenti operazioni:

1. *Osserva le tue porzioni*. Mangiare 180 grammi di carne per pasto non causerà aumento di peso. Ma se mangi 500 grammi di carne per pasto e non sei

estremamente attivo, probabilmente aumenterai di peso. Pertanto, dovresti mangiare solo una certa percentuale degli alimenti consentiti nella dieta. Ecco un buon rapporto tra le proporzioni del tuo pasto:

- *La carne dovrebbe rappresentare dal 35% al 45% del pasto;*

- *Le verdure a foglia verde dovrebbero rappresentare dal 15% al 25%;*

- *Le verdure amidacee ammesse dovrebbero rappresentare dal 10% al 15%;*

- *La frutta dovrebbe rappresentare dal 20% al 40% del pasto.*

2. *Continua ad allenarti*. La Paleo Dieta ti aiuterà a smettere di ingrassare di grassi o di fattori che ti fanno ingrassare. L'esercizio fisico ti aiuterà a perdere i grassi esistenti che erano presenti prima di osservare la dieta. Se ti affidi solo alla forza della dieta, ti ci vorranno più di trenta giorni prima di perdere peso.

Capitolo 3: Transizione alla Paleo Dieta

La transizione alla Paleo Dieta è la fase più importante e più difficile della Paleo Dieta. Il periodo di transizione dura 10 giorni nella tua sfida complessiva di 30 giorni.

Cosa succede durante la fase di transizione

Durante la settimana di transizione, elimini lentamente le cose che sono proibite dalla dieta. Di solito, nella prima settimana, limiti gli alimenti proibiti.

L'eliminazione di cereali, zuccheri e altri alimenti che si mangiano normalmente può influenzare fisicamente e mentalmente. Se non riesci a comprendere e superare gli effetti della transizione, allora potresti non perdere peso con successo e diventare più sano attraverso la dieta.

Ecco alcune delle cose che potrebbero accaderti durante la transizione.

1. *Puoi diventare irascibile o irritabile.* Durante la settimana di transizione, si mangiano meno carboidrati di quanto si era soliti fare. Questo potrebbe lasciarti insoddisfatto del tuo pasto. Secondo gli studi, le persone che sono deluse dal loro pasto, in particolare la loro colazione, sono suscettibili di essere irritabili o irascibili durante tutto il giorno.

Inoltre, l'improvvisa diminuzione dei carboidrati nella dieta può causare oscillazioni dell'umore.

2. *Potresti perdere la concentrazione.* Gli esperti dicono che i cambiamenti nella dieta abituale o l'insoddisfazione con la nuova dieta possono portare ad una concentrazione difficile che a sua volta può influire sulle prestazioni nelle attività quotidiane o nel lavoro. Potresti anche diventare irrequieto a causa del cambiamento nei tuoi programmi alimentari.

Mentre stai seguendo la Paleo Dieta, puoi mangiare solo quando sei affamato. Ciò potrebbe interrompere la tua routine di consumare i pasti in un determinato momento della giornata. Ad esempio, di solito mangi i pasti alle 8:00, alle 17:00 e alle 19:00. Dal momento che la dieta richiede di mangiare solo quando si ha fame, potrebbe essere necessario saltare il pranzo. Durante la pausa pranzo, potresti essere incerto se pranzare o meno. Se salti il pasto, potresti sentirti carente o scontento di non poterti concentrare sul tuo lavoro.

3. *Potresti avere problemi a dormire*. (Vedi la discussione nel capitolo 2, Benefici della Paleo Dieta).

Cose da ricordare durante la fase di transizione

1. Farla lentamente. Più la transizione è lenta, meno senti i cambiamenti nel tuo corpo. Potresti sentirti meno a disagio.

Quando svolgi lentamente la transizione, sviluppi pazienza. Questo può aiutarti a resistere ai cibi non-Paleo durante lo stadio proprio del Paleo.

2. Non aspettarti di perdere molto peso. Molti seguaci della Paleo dieta si scoraggiano perché la perdita di peso è troppo bassa. Durante il periodo di transizione, puoi perdere solo da 2 a 4 libbre. Dovresti capire che durante il periodo di transizione, il tuo corpo sta ancora assumendo molti carboidrati e grassi malsani. Quindi, stai ancora guadagnando peso mentre cerchi di perderlo.

Consigli per avere una transizione di successo

1. *Pulisci il tuo frigorifero e la dispensa dagli alimenti proibiti.* Man mano che diminuisci il consumo di questi cibi proibiti, dovresti anche ridurre la quantità di cibo non-paleo che hai nella tua cucina. È più facile regolare i pasti per adattarli alla Paleo Dieta se non hai alimenti proibiti nella tua dispensa o nel frigorifero.

2. *Mangia alternativamente alimenti proibiti e il loro sostituto durante il giorno.* Sarà difficile per un principiante rimuovere completamente gli alimenti proibiti che di solito mangia durante il giorno. Pertanto, i dietologi consigliano

di alternare i cibi proibiti e i loro sostituti durante i pasti.

Ad esempio: al mattino, puoi mangiare i tuoi cereali, ma durante il pranzo puoi mangiare insalata invece di riso o pasta. Durante la cena, puoi mangiare una piccola porzione di purè di patate. Il giorno dopo, non puoi mangiare cereali per colazione o pranzo, ma puoi mangiare solo una piccola porzione di pasta.

3. Chiedi aiuto ai gruppi di supporto. Gli esperti dicono che la dieta ha bisogno di molto incoraggiamento durante la fase di transizione. L'incoraggiamento dei compagni seguaci della Paleo Dieta può aiutare il principiante a finire la

sfida di trenta giorni e continuare la Paleo Dieta.

4. Cucina il tuo cibo. L'unico modo per essere sicuri di mangiare un menu Paleo è cucinarlo da solo. Ciò significa che potrebbe essere necessario evitare di mangiare fuori per i pasti. Potrebbe anche essere necessario resistere per un po' di tempo alle cene.

5. Informa i tuoi amici o le persone intorno a te che stai seguendo una Paleo Dieta. A volte, la tentazione di rompere la tua dieta può venire dalle persone intorno a te. Possono offrirti di mangiare un piatto che non è conforme alla Paleo Dieta perché non sanno che la stai osservando. Dovresti far sapere

loro che stai seguendo una rigorosa Paleo Dieta, in modo che possano rispettare le tue preferenze ed evitare qualsiasi idea sbagliata sul tuo comportamento.

Piano alimentare del tuo periodo di transizione di 10 giorni

Per aiutarti a iniziare la tua fase di transizione, potresti voler utilizzare questo piano alimentare. Le ricette di alcuni degli alimenti inclusi nel piano saranno incluse nel prossimo capitolo.

Colazione	Pranzo	Cena
1 tazza di farina d'avena	1 piatto di insalata verde a	1 bistecca di manzo filetto di dimensioni

con 2 cucchiai di latte 1 banana 1 tazza di succo d'arancia / pompelmo fresco spremuto	foglia verde 1 tazza di succo di pomodoro 1-180 grammi di pesce senza mercurio	di una mano con sugo di carne ½ tazza di purè di patate 1 tazza di succo d'arancia
2 albumi d'uovo strapazzati con erbe e spezie ½ tazza di	1 petto di pollo arrosto 1 tazza di broccoli bolliti	1 salmone grigliato di 180 grammi Spaghetti di zucchine con

cavolfiore di riso ½ bicchiere di latte	1 tazza di succo di mela	olio all'aglio 1 banana 1 bicchiere di vino bianco o succo di frutta
Cereali Paleo 1 tazza di caffè / cacao / tè	1 involtini di pescenori e verdure 1 tazza di succo di pomodoro	½ tazza di lenticchie 1 porzione di hamburger di carne con salsa al vino rosso ½ tazza di bacche 1 tazza di

		succo di pomodoro
1 burrito Paleo 1 tazza di succo di pomodoro	1 piatto di insalata di pollo e avocado 1 tazza di succo di mela	Fegatini di agnello fritto con cipolla e uva caramellata 1 tazza di riso alle zucchine 1 tazza di succo d'arancia
2 porzioni di muffin all'uovo	1 porzione di pollo fritto	1 porzione di torte di granchio

salato 1 tazza di tè alla lavanda o al limone		½ porzione di insalata di zucca, pomodoro e avocado 1 tazzadisucco fresco
1 tazza di farina d'avena tostata con bacche 1 tazza di tè	1 porzione di insalata di pollo e cetriolo 1 tazzadisucco fresco	1 porzione di manzo al curry 1 tazza di riso alle zucchine 1 tazzadisucco fresco
1 porzione	1 filetto di	1 tazza di

di frullato dicavolo e mango	pollo fritto di dimensioni di una mano (friggere con olio di cocco) 1 tazza di riso con cavolfiore	insalata di tonno scaglie 3 pezzi di cracker sale e pepe Paleo 1 tazza di succo di pomodoro
1 porzione di uova e insalata di pomodori 1 tazza di succo d'arancia	1 porzione di insalata di verdure di sardine con condimento di avocado	1 tacchino arrosto 1 tazza di cavolfiore di riso ½ fetta di mango o

fresco		papaia
		1 tazza di succo fresco
Pancakes alla cannella 1 tazza di caffè o tè	2 porzione di Paleo Pizza 1 tazza di succo di spremuta fresca	Salmone grigliato 1 tazza di cavolfiore al forno con salsa bianca 1 fettadiananas
1 zuppa di pollo e zuppa di uovo	1 porzione di spaghetti di zucca in salsa di pomodoro	2 spiedini di kebab di manzo e verdure

| vegano | 1 tazza di succo o vino bianco | 1 tazza di zucca e crema di cocco |

* Come puoi notare, i pasti degli ultimi quattro giorni della fase di transizione sono già conformi alla Paleo Dieta. Durante questi giorni, è ancora permesso utilizzare ingredienti che non sono inclusi nella dieta, come si può usare l'olio raffinato per friggere o usare latte o creme da latte invece di cocco o crema di mandorle o latte. Tuttavia, è altamente raccomandato che tu faccia gli ultimi due giorni rigorosamente Paleo per una transizione iniziale alla Paleo Dieta.

Capitolo 4: Le ricette
Ricette per la colazione

BurritoPaleo

Ingredienti:

- 2 uova, tuorli e albumi separati
- 1 cucchiaino di coriandolo
- 1 cucchiaio di peperone rosso
- ¼ di tazza di avanzi di carne (pollo e manzo sono preferiti)
- 1 cucchiaio di cipolla a cubetti
- 2 cucchiai di pomodori tagliati a fette
- ½ di un piccolo avocado, affettato
- 1 cucchiaino di coriandolo tritato
- 1 cucchiaio da tavola di peperoncini verdi, facoltativo
- sale e pepe
- olio d'oliva

Istruzioni:

Montare gli albumi fino a quando non sono schiumosi.

Aggiungere un pizzico di sale e pepe.

Riscaldare una padella antiaderente da 9"o 10" a fuoco basso.

Mettere un po' di olio d'oliva.

Versare gli albumi.

Coprire per un minuto o due.

Usando una spatola, trasferire il burrito d'uovo in un piatto.

Nella stessa padella, versare un po' di olio d'oliva.

Soffriggere la cipolla fino a quando non diventa traslucida.

Aggiungere la carne rimanente e cuocere per 2 o 3 minuti.

Aggiungere il peperone rosso, i peperoncini rossi e i pomodori e cuocere per altri 2 minuti.

Nel frattempo, mescolare i tuorli d'uovo.

Versarli sul composto di carne e mescolare.

La miscela dovrebbe essere spezzettata e non assomigliare ad una frittata.

Versare il composto di carne su un lato degli albumi.

Condire con fette di avocado.

Arrotolare il burrito e buon appetito.

Cereali Paleo

Ingredienti:

- una manciata di anacardi o noci di mandorle
- 2 cucchiai di semi di zucca, arrostiti
- 1 cucchiaino di semi di chia
- 1/3 tazza di latte di cocco
- 1/3 di tazza di acqua (può essere utilizzata anche acqua di cocco)
- una manciata di mirtilli e / o lamponi o 1 banana

Istruzioni:

Mettere le noci e i semi in un robot da cucina.

Frullare fino a raggiungere la consistenza desiderata e mettere da parte.

Immergere i semi di chia nel latte di cocco per 3-5 minuti.

Quindi aggiungere la miscela di noci.

Aggiungere gradualmente acqua.

Muffins di zucchine

Ingredienti:

- ¼ tazza di farina di cocco
- 1/2 tazza di farina di tapioca
- ½ pasto a base di mandorle
- ½ tazza di olio d'oliva
- 3 uova
- ¼ di tazza d'acqua
- ½ cucchiaino di aglio tritato fresco
- 1 cucchiaino di lievito per dolci
- 1 cucchiaino di bicarbonato di sodio
- ½ tazza di zucchine grattugiate
- 3 cucchiai di manzo o pollo avanzato, a terra
- 2 cucchiai di pomodori secchi, tagliati a pezzetti

- sale

Istruzioni:

Preriscaldare il forno a 180 gradi Celsius.

Unire le farine, i fiocchi di mandorle, il bicarbonato e il lievito, l'aglio.

Aggiungere un pizzico di sale e mescolare accuratamente.

In una ciotola separata, sbattere le uova.

Aggiungere l'olio, l'acqua e la carne.

Quindi aggiungere le zucchine grattugiate e i pomodori secchi e mescolare bene.

Aggiungere la farina alla miscela di uova e mescolare con un cucchiaio di legno.

Imburrare 1 teglia per 6 muffin con olio d'oliva.

Mettere la miscela in ogni stampo e cuocere per 20 minuti.

Tirare via i 6 muffin.

Suggerimento: il muffin ha una croccantezza simile a un biscotto. Si può usare come pasto per la colazione o per uno spuntino. Si può anche raddoppiare la ricetta e conservare il muffin in un contenitore ermetico. Il muffin può durare 5 giorni se conservato correttamente.

Insalata di uova e pomodoro

Ingredienti:

- 2 uova a dadini
- 3 pomodori, tagliati a dadini
- sale e pepe
- 1 cucchiaino di succo di limone

Istruzioni:

Unire uova e pomodori.

Aggiungere il succo di limone e mescolare.

Aggiungere sale e pepe a piacere.

Pancake alla cannella Paleo

Ingredienti:

- ¼ tazza di farina di mandorle
- 3 cucchiai di farina di cocco
- 1 cucchiaino di lievito per dolci
- 4 uova
- 1 cucchiaino di olio di cocco
- 1 cucchiaino di cannella in polvere
- 2 pezzi di banana, tagliati a misura di morso
- ½ cucchiaino di zenzero, grattugiato
- 1 cucchiaino di vaniglia
- ⅓ tazza di uvetta (opzionale)

Istruzioni:

Mettere la banana, l'olio, le uova, lo zenzero, la cannella e la vaniglia in un frullatore.

Mescolare fino a che diventa liscio.

Aggiungere le farine e il lievito.

Mescolare fino a quando è completamente incorporato.

Mettere una padella antiaderente a fuoco basso.

Irrorare la padella con olio di cocco.

Versare ¼ tazza di miscela nella padella e cuocere ogni lato per un minuto.

Se si usa l'uvetta, mettere due o tre uvetta sul pancake prima di metterle nel piatto.

Produrre da 10 a 12 frittelle.

Servire con miele o sciroppo d'acero.

Pollo e zuppa di verdure e uova vegana

Ingredienti:

- 1 tazza di pollo avanzato, tagliato a listarelle
- ¼ tazza di gambo di sedano, a dadini
- ¼ tazza di carote a dadini
- 1 cucchiaio di cipolla a dadini
- 1 spicchiod'aglio, tritato
- 1 porrodicipolla, tritato
- 2 tuorlid'uovo
- 1 albumed'uovo
- sale e pepe
- 2 tazzed'acqua

Istruzioni:

In una pentola profonda, versare l'acqua e aggiungere il pollo e far bollire per 5 minuti.

Aggiungere le verdure e far bollire per altri 3 minuti.

Aggiungere sale e pepe.

In una piccola ciotola, unire le uova.

Spegnereil fuoco.

Lasciare cadere le uova nella miscela di pollo e verdure e mescolare bene.

Servire 2 porzioni.

Sostituti del grano

Riso al cavolfiore

Ingredienti:

- 1 tazza di cavolfiore grattugiato
- ¼ tazza di cipolla bianca o gialla, tritata

- 2 spicchi d'aglio, tritati
- 1 cucchiaino di olio d'oliva o di cocco

Istruzioni:

In una padella posta a fuoco medio, aggiungere l'olio di cocco.

Soffriggere la cipolla fino a quando non è rosolata bene.

Aggiungere l'aglio e cuocere per un altro minuto.

Aggiungere il cavolfiore e cuocere per tre minuti.

Aggiungere sale e pepe a piacere.

Riso alle zucchine

Ingredienti:

- 1 tazza di zucchine grattugiate
- ¼ tazza di cipolla bianca o gialla, tritata

- 2 spicchi d'aglio, tritati
- 1 cucchiaino di olio d'oliva o di cocco

Istruzioni:

Tagliare le zucchine a metà.

Spazzolare la parte centrale con olio di cocco.

Cuocere per 15 minuti in un forno a 365° F.

Togliere dal forno e grigliare.

In una padella posta a fuoco medio, aggiungere l'olio di cocco.

Soffriggere la cipolla fino a quando non è rosolata bene.

Aggiungere l'aglio e cuocere per un altro minuto.

Aggiungere le zucchine e cuocere per tre minuti.

Aggiungere sale e pepe a piacere.

Spaghetti di zucchine o di zucca

Ingredienti:

- zucchine o zucca
- olio di cocco

Istruzioni:

Tagliare la verdura a metà.

Spazzolare l'interno con olio di cocco.

Cuocere per 15 minuti a 356° F.

Tagliare le verdure a strisce lunghe.

Insalate

Insalata di verdure di sardine con condimento di avocado

Ingredienti:

- 1 lattina 100 grammi di sardine in acqua
- ½ tazza di rucola
- ½ tazza di carote tagliuzzate e / o cavoli
- 2 cucchiai di succo di limone
- ¼ peperone giallo
- 2 cucchiai di cipolla verde

Per il condimento:

- 1/4 di avocado medio
- 3 pomodori, tagliati a dadini
- 2 cucchiai di aceto di sidro di mele
- 1 cucchiaio di succo di limone
- 6 cucchiai di olio d'oliva
- ¼ cucchiaino di mostarda di Digione

Istruzioni:

Condire con il limone la carota e / o il cavolo.

Mescolare bene e riporre in una ciotola.

Aggiungere la rucola, il peperone e la cipolla verde.

Ricoprire con le sarde.

Per il condimento, unire tutti gli ingredienti in un robot da cucina.

Versare sopra l'insalata e mescolare.

Insalata di tonno

Ingredienti:

- 1 7,5 once di tonno in acqua, in fiocchi
- 1 cipolla rossa, tagliata a fettine sottili
- 1 gambo di sedano, a dadini
- ¼ tazzadicavolo, tritato
- 2 cucchiaidi avocado, purè
- 1 cucchiainodi olio d'oliva
- 1 cucchiaino di succo di limone

Istruzioni:

Unire il tonno e le verdure.

In una ciotola separata, unire il limone, l'avocado e l'olio d'oliva.

Aggiungere al composto di tonno e mescolare.

Aggiungere sale e pepe a piacere.

Insalata di pollo, pollo e avocado, cetriolo

Ingredienti:

- 1 filetto di pollo arrosto di 180 grammi con rosmarino, limone e timo
- 2 tazze di spinaci o rucola
- 5 pomodori ciliegia tagliati a metà

- 1 tazza di avocado o 1 tazza di cetriolo (oppure mescolare entrambi per ottenere 1 tazza)
- Succodi 1 limone

Per il condimento:

- 3 cucchiai di olio d'oliva
- succo di 1 lime
- ½ cucchiaino di miele crudo
- fette di peperoncini rossi (facoltativo)

Istruzioni:

Unire i pomodori, avocado / cetriolo e spinaci.

Condire con succo di limone.

Disporre su un piatto.

Ricoprire con pezzi di pollo arrosto.

Per il condimento, unire tutti gli ingredienti e versare sopra la miscela di pollo e mescolare bene.

Antipasti per pranzo e cena

Pesce nori e wrap di verdure

Ingredienti:

- 1 foglio di pesce nori
- 1 foglia di lattuga
- ½ tazza di broccoli bolliti, tagliati a fettine sottili
- 1/4 di avocado medio affettato sottilmente
- 1 tonno da 7,5 once in acqua, scaglie (si possono usare anche salmone, sgombro e sardine)

Istruzioni:

Stendere la foglia di lattuga in cima al pesce nori.

Mettere la metà del tonno in cima alla lattuga.

Aggiungere uno strato di broccoli.

Ricoprire con un altro strato di tonno.

Disporre le fette di avocado.

Ruotare con cautela il nori verso l'altra estremità, sigillando il ripieno all'interno.

Per il condimento, basta combinare 2 cucchiai di salsa di pesce e succo di ½ limone.

Hamburger carnoso

Ingredienti:

- 1 carne di manzo macinata
- 1 cipolla grande a cubetti

- 2 spicchi d'aglio, tritati
- 2 uova
- 1 cucchiaino di pepe
- 1 cucchiaino di sale
- ¼ tazza di farina di cocco
- ¼ tazza di cipolla verde, tritata
- ¼ tazza di peperone rosso, tritato

Istruzioni:

Combinare tutti gli ingredienti tranne le uova e la farina.

Aggiungere un uovo e mescolare bene.

Aggiungere la farina di cocco e mescolare.

Aggiungere l'ultimo uovo e combinare accuratamente.

La miscela dovrebbe essere abbastanza spessa da formare delle palline.

Se è troppo umido, si può aggiungere più farina di cocco.

Formare delle palline e appiattirle in polpette.

Mettere una padella antiaderente a fuoco medio.

Friggere con olio di cocco.

Cuocere i tortini per cinque minuti su ciascun lato.

Servire con sugo di vino rosso o sugo di ogni tipo.

Fegatini di agnello con cipolla e uva caramellata

Ingredienti:

- 2 fegatini di agnello
- sale e pepe

- 1 cipolla grande
- 15 uve nere
- 2 tazze di spinaci
- 1 cucchiaino di salsa Worcester
- olio di cocco
- 1 spicchio d'aglio, tritato
- succo di ½ limone

Istruzioni:

Pulire i fegatini e asciugarli.

Aggiungere sale e pepe e mettere da parte.

Tagliare a dadini o 10 cubetti di uva nera emettere da parte.

Scaldare una padella da 9 "a fuoco medio.

Condire un po' di olio di cocco.

Soffriggere l'aglio fino a quando non diventa traslucido.

Aggiungere l'uva a cubetti a fette e mescolare.

Cuocere per un altro minuto.

Aggiungere la salsa Worcester.

Spremere il succo d'uva sul composto.

Continuare a cuocere mescolando finché la cipolla non si sarà caramellata e mettere da parte.

In una padella separata, posta a fuoco medio, scaldare un cucchiaino di olio di cocco.

Soffriggere l'aglio.

Aggiungere gli spinaci.

Cuocere fino a quando gli spinaci sono leggermente appassiti.

Togliere dal fuoco e irrorare con succo di limone.

Disporre su un piatto.

Nella stessa padella, aggiungere un altro cucchiaio di olio di cocco.

Friggere i fegatini per tre minuti su entrambi i lati.

Disporre sugli spinaci.

Ricoprire con la cipolla e l'uva caramellata.

Curry al manzo

Ingredienti:

- 1 cubetto di manzo magro di dimensioni palmari, misura 1"
- 1 cucchiaio di polvere di curry

- ½ tazza di latte di cocco
- 1 cipolla media, affettata
- 3 spicchid'aglioaffettati
- ½ tazzad'acqua
- ¼ tazzadipeperonerosso
- ¼ tazzadipeproneverde
- ¼ cucchiainodizenzerotritato
- 1 peperoncino rosso lungo, affettato sottilmente
- olio dicocco
- sale e pepe
- carote (facoltativo)

Istruzioni:

Mettere un wok a fuoco alto.

Aggiungere due cucchiai di olio di cocco.

Soffriggere la cipolla fino a quando non è traslucida a colori.

Unire l'aglio.

In una piccola ciotola, mescolare il curry e 2 cucchiai di acqua.

Aggiungereal mix al curry, zenzero, manzo e carote, se usate.

Condire con sale e pepe.

Soffriggere per due minuti.

Versare il latte di cocco sul manzo.

Aggiungere acqua se si desidera una consistenza più sottile.

Portare ad ebollizione.

Far bollire per cinque minuti.

Aggiungere i peperoni e cuocere per due minuti.

Togliere dal fuoco.

Snacks

Crackers Paleo

Ingredienti:

- 2 tazze di farina di mandorle / farina di cocco
- 1 uovo
- 1 cucchiainodipepe
- 1 cucchiainodi sale

Istruzioni:

Preriscaldare il forno a 350°F.

Unire tutti gli ingredienti fino a formare un impasto.

Stendere l'impasto a 1/8 "di spessore.

Tagliare nelle forme desiderate.

Disporre su una teglia e infornare per 10-15 minuti.

Suggerimento: si può aggiungere altre erbe e spezie all'impasto.

Crackers alla banana

Ingredienti:

- 2 banane
- sale
- olio di cocco

Istruzioni:

Preriscaldare il forno a 365° F.

Tagliare le banane a fettine lunghe e sottili.

Cospargere un pizzico di sale e irrorare con 1 cucchiaio di olio di cocco.

Ungere la teglia con olio di cocco.

Disporre le fiches.

Cuocere per 10 minuti o fino a che diventa croccante.

Pizza Paleo

Ingredienti:

- 1/3 di tazza di farina di cocco
- 2/3 di farina di tapioca
- 2 uova
- 1/3 di tazza d'acqua
- 1,5 once di olio di cocco
- ½ cucchiaino di origano secco
- ½ cucchiaino di polvere d'aglio

Istruzioni:

Preriscaldare il forno a 480° F.

In una ciotola, sbattere le uova, l'acqua e l'olio.

Aggiungere la farina e le spezie.

Mescolare fino a raggiungere la consistenza della pastella dei muffin.

Foderare una teglia o un foglio sottile con carta pergamena.

Distribuire uniformemente la miscela nella padella.

Oppure creare piccoli cerchi per pizza tonda.

Cuocere per 7 minuti.

Nel frattempo, preparare i condimenti.

Estrarre la crosta e sistemare i condimenti sulla parte superiore. Ripassare la crosta nel forno per altri 5 minuti.

Si possono usare i formaggi Paleo, come il formaggio alle zucchine o il formaggio alla zucca come la copertura al formaggio. I condimenti consigliati sono combinazione di carne macinata su salsa marinara e condita con insalata di rucola o altri verdi.

Conclusione

Grazie ancora per aver scaricato questo libro!

Spero che questo libro sia stato molto istruttivo sul tuo modo di utilizzare la Paleo dieta. Ci sono così tanti benefici nel mangiare solo Paleo e sono sicuro che se segui i passi descritti in questo libro, tua vitacambierà in modo così positivo. Sono felice di essere stato in grado di aiutarti a migliorare la tua vita. Grazie per aver dedicato del tempo a leggere questo libro e ti auguro buona fortuna in tutti i tuoi sforzi futuri!

Parte 2

Introduzione

Se sei appassionato della cultura moderna del fitness, avrai probabilmente sentito parlare della Paleo dieta. E' conosciuta anche come dieta dell'uomo delle caverne, dieta primitiva, dieta dell'età della pietra o dieta del cacciatore-raccoglitore. Quest'idea innovativa tratta da una vecchia maniera di alimentarsi ha travolto come un uragano la comunità della salute e del fitness. Ma cos'è la Paleo dieta? Nonostante i libri di cucina e di ricette paleo abbondino, è difficile trovare questa semplice informazione. Cos'è paleo? Perché è migliore? Senza questa informazione basilare, risulta impossibile sapere cos'è che rende diversa la paleo dieta dalle svariate mode alimentari che sistematicamente raggiungono la celebrità. Ancora più importante, se sei sprovvisto di quest'informazione, è impossibile decidere se la dieta paleo è il regime dietetico adatto a te. La paleo non è semplicemente una dieta, ma una serie di pratiche che può aprirti le porte a uno stile di vita più sano e naturale. A parte pochissime eccezioni, la risposta alla domanda: "La paleo è adatta a me?" è un sonoro SI'! Ma non prendere per buona la mia parola. Piuttosto, analizza i dati e decidi per te stesso.

Cos'è la Paleo Dieta?

La paleo dieta prende il suo nome dal periodo Paleolitico. Il paleolitico ebbe inizio 2,6 milioni di anni fa e si è concluso solo 10000 anni fa. Questo periodo abbraccia quasi il 95% di tempo della storia dell'uomo. In pratica, include anche quasi tutta l'evoluzione dell'uomo. Perché questo è importante? La risposta è semplice: gli esseri umani sono cambiati molto durante il Paleolitico? Certo! Gli esseri umani sono cambiati molto dopo la fine del Paleolitico? Sicuramente no. Durante tutto questo lasso di tempo della storia umana, i nostri antenati hanno mantenuto lo stile di vita tipico delle tribù di cacciatori-raccoglitori che, in casi sporadici, può essere ritrovato integro persino ai nostri giorni. La maggior parte del loro tempo era utilizzato per raccogliere piante, pescare, cacciare e, occasionalmente, rovistare tra i resti delle prede di altri animali. Si nutrivano in gran parte di vegetali, inclusi tuberi e radici, così come di frutta, bacche, noci e semi vari. I reperti fossili testimoniano che gli individui che vivevano vicino all'acqua (quasi tutti) consumavano una grande quantità di pesce, molluschi e crostacei. Inoltre, molti individui ricavavano una percentuale importante delle loro proteine nutrendosi di semi d'erba e di insetti.

Gli ultimi 10.000 anni hanno portato numerosi cambiamenti nella struttura della vita umana. Alcune conseguenze dello sviluppo dell'agricoltura sono state l'incremento del consumo di semi e cereali e la riduzione della varietà alimentare. Invece di mangiare i frutti della natura di stagione, abbiamo cominciato a nutrirci dei cibi più semplici da coltivare e raccogliere. L'abbondante varietà di radici e tuberi del passato si è ridotta col tempo a due tipi di patate ed una sola specie di fagioli. La nostra dieta è carente dei micro e dei macro elementi che erano invece presenti nella dieta eclettica del passato e che provenivano da vari tipi di verdure. Il corpo umano non è cambiato molto durante gli ultimi 10.000 anni e ,di conseguenza, non sono cambiati nemmeno i nostri fabbisogni alimentari. Piuttosto che nutrirci secondo una dieta artefatta dal nostro stile di vita industriale, la dieta paleo consiste nel nutrirci nella maniera in cui il nostro corpo è predisposto per farlo, rifornendolo dei macro e dei micro nutrienti necessari per svilupparsi.

Quali sono i benefici della Paleo Dieta?

La dieta non è in tutto e per tutto cattiva. La scienza moderna ci permette di perfezionare la dieta dei nostri antenati, tagliando tutti i cibi inadatti alla nostra alimentazione e aumentando la quantità di alimenti che migliorano la nostra salute e che sono funzionali alle attività del nostro corpo. Pensare alla paleo dieta come a una versione ottimizzata dall'originaria dieta umana. L'idea alla base della paleo dieta è semplice: nutrirsi di cibi naturali come quelli dei cacciatori-raccoglitori dai quali proveniamo. Cosa significa questo? In parole semplici, gran parte di ciò che consumi dovrebbe essere verdura e frutta di stagione, carne magra, pesce, frutti di mare, noci e grassi salubri. Evita i cibi che i tuoi antenati non avrebbero potuto procurarsi. Questo significa niente latticini, alimenti industriali, legumi, amidi e alcool.

Come per ogni stile di vita, la paleo dieta innesca moltissime variazioni. Gli esseri umani si sono stabiliti in diversi luoghi in tutto il mondo, e per questo motivo, le loro diete si sono differenziate. Queste variazioni, tuttavia, non forniscono una spiegazione alle differenze sviluppatesi con il tempo, le culture dissimili e le singole capacità dei raccoglitori e dei cacciatori. La paleo dieta include moltissime variazioni anche ai nostri giorni. Molte persone ritengono impossibile rinunciare ad un bicchiere di vino alla fine di una giornata difficile. Qualcuno non riesce a smettere di aggiungere sale o zucchero. Qualcun'altro segue con tenacia una forma pura di paleo dieta. Questi puristi rifiutano qualsiasi grasso vegetale e olio e utilizzano solo grasso animale. Alcuni eliminano completamente dalla loro alimentazione la famiglia delle solanacee (patate, peperoni, peperoncini, pomodori) al fine di prevenire irritazioni intestinali. Adeguare la tua alimentazione alle tue esigenze fa la differenza tra seguire una dieta a breve termine e portare avanti uno stile di vita sano. Forse potresti decidere di cambiare, o forse non lo farai mai. In entrambi i casi, una versione modificata della paleo ha molti più benefici per la tua salute e la longevità rispetto a continuare a seguire una dieta carica di semi e prodotti processati tipica del mondo occidentale.

Quali saranno le conseguenze della Paleo Dieta sulla mia salute?

Da anni, i ricercatori scientifici moderni tentano di trovare la dieta ideale. La comunicazione sulle scoperte scientifiche nel campo della nutrizione viene rilanciata a spezzoni. La pericolosità degli acidi grassi trans è diventata di pubblico dominio non molto tempo fa. Poco dopo sono stati resi noti i pericoli legati all'eccesso di sale. In seguito i carboidrati, ed ancora dopo lo zucchero, sono stati dipinti come mostri cattivi. Questa cattiva abitudine di dispensare le informazioni in maniera frammentaria porta a focalizzare l'attenzione su singoli elementi di una dieta invece di considerare la necessità di una dieta adeguata nella sua totalità. La paleo dieta combina tutte queste informazioni con i dati genuini su come il tuo corpo è costruito per funzionare.

Senza ombra di dubbio, la maggior parte di coloro che scelgono uno stile di vita paleo lo fanno per perdere peso. Purtroppo molte diete sono concepite come strutture rigide e conducono solo a una perdita di peso temporanea. Se si è in grado di riorganizzare la propria dieta tenendo bene a mente le restrizioni del Paleolitico, sarà possibile ottenere una perdita di peso che sia anche facile da mantenere senza particolari sforzi. L'elemento chiave che conduce alla perdita del peso e al suo mantenimento è la sostituzione delle calorie cattive con quelle buone. Molti saranno disorientati da questo concetto. L'idea che "una caloria è sempre una caloria" si è insinuata a fondo nella comunità del fitness. Sfortunatamente, quest'idea è da ritenersi palesemente falsa. 1000 calorie ottenute dagli zuccheri e dai carboidrati influenzano il corpo in un modo radicalmente diverso rispetto a 100 calorie ottenute da carne magra e da ortaggi a foglia. Il motivo principale di ciò è che le variazione dei livelli di glucosio nel sangue fanno in modo che lo zucchero ed i carboidrati vengano accumulati in maniera non proporzionale, proprio come f i grassi a differenza delle proteine e dei vegetali fibrosi. Inoltre, le proteine magre vengono scomposte con più facilità negli amminoacidi richiesti dal tuo organismo, al fine di costruire la massa magra dei tuoi muscoli. I muscoli bruciano calorie persino a riposo e, nutrirsi in maniera adeguata aumenta la propensione alla perdita di peso, pur senza modificare il livello di attività fisica. Se il tuo obiettivo è adottare uno stile di vita sano che ti permetta di perdere peso, aumentando la tua capacità di costruire e mantenere la tua muscolatura, e nel frattempo preservare la perdita di peso, uno stile di vita paleo è chiaramente la strada da seguire.

Come cambierà la mia dieta quando scelgo di mangiare Paleo?

Uno dei benefici principali di nutrirsi seguendo le indicazioni della dieta paleolitica è un incremento delle funzioni cognitive. I nutrienti più importanti per il tuo cervello sono due acidi grassi conosciuti col nome di omega 3 e omega 6. Gli omega 3 sono nutrienti essenziali. Il tuo corpo non è in grado di produrli, ed è necessario introdurli nel tuo organismo tramite una dieta adeguata. Questi acidi grassi sono essenziali non solo per correggere le funzioni del cervello, ma anche per aumentare la fluidità del sangue che scorre nel cervello. Inoltre, migliora il flusso degli elementi nutritivi attraverso tutto il corpo e migliora la salute generale del cuore. In generale, le diete moderne occidentali sono povere di Omega 3.

Nutrirsi secondo i principi della dieta paleo assicura il consumo di una quantità appropriata di acidi grassi, poiché questi nutrienti essenziali sono presenti nei pesci grassi come il tonno e le sardine, così come nelle noci, nei broccoli e negli spinaci. Gli omologhi principale degli omega 3 sono conosciuti come omega 6. Gli omega 6 proteggono sia il cervello che il corpo da malattie e da lesioni. Proprio come gli omega 3, gli omega 6 non vengono prodotti dal corpo e devono invece essere introdotti nell'organismo tramite il cibo. A differenza dagli omega 3, molti individui consumano omega 6 in quantità eccessive. Gli omega 6 sono presenti in molti oli di cottura e vengono generalmente consumati in un rapporto di 20:1 rispetto agli omega 3, mentre il rapporto ideale tra loro sarebbe di 1:1.

La componente principale della transizione tra una dieta occidentale tradizionale e uno stile di vita paleo consiste nell'eliminazione del cibo industriale o lavorato. Il cibo lavorato non è assolutamente un elemento caratteristico di uno stile di vita sano. Il motivo principale per evitare i cibi lavorati, purtroppo un elemento portante delle diete moderne, consiste nell'eliminazione degli additivi chimici utilizzati per conservare, insaporire e colorare i cibi industriali. Il cibo industriale è carico di dolcificanti ed edulcoranti quali l'aspartame. E' stato studiato che l'aspartame aumenta il rischio di diabete e distrugge i batteri necessari al mantenimento di una salute ottimale, presenti nello stomaco. E' stato riscontrato anche che la sokkenda, un altro additivo comune, altera le funzioni del glucosio e dell'insulina. Incoraggia l'aumento di peso, la resistenza all'insulina, e favorisce due tipi di diabete. Anche se molti cibi lavorati contengono dolcificanti artificiali in qualsiasi forma, quelli che non ne contengono non fanno comunque parte di uno stile di vita sano. I grassi trans sono elementi generalmente associati ai cibi lavorati. Non solo i grassi trans causano infiammazioni e diabete, ma sono anche collegati a patologie cardiovascolari ed aumentano il rischio di cancro. Il diacetile (prodotto chimico aromatizzante utilizzato per simulare il sapore del burro) è associato ad un incremento di rischio di infarti del 30%, e ha pericolose implicazioni per la salute del cervello. E' stata recentemente studiata la correlazione di consumo di diacetile con un aumento del rischio di patologie legate all'Alzheimer. L'MSG, glutammato monosodico, è associato ad obesità, danni alla vista e torpore. Nove coloranti, tra tutti quelli approvati per uso alimentare, sono correlati ad un aumento del rischio di cancro. I nostri antenati non consumavano questi prodotti chimici, e la scienza comincia a capire che nemmeno noi dovremmo consumarli! Evitare i cibi lavorati è il passo più importante per il tuo nuovo stile di vita sano.

Eliminare gli zuccheri aggiunti dalla tua dieta è un altro passo essenziale per raggiungere un sano stile di vita paleo. Quando ti avvierai nel tuo viaggio paleo, rimarrai sorpreso nello scoprire che eliminare gli zuccheri aggiunti è il cambiamento più arduo da fare nello stile di vita. La miglior ragione per scacciare gli zuccheri aggiunti è anche la ragione per cui molte persone trovano difficile farlo. Ci crederai o no (e non appena proverai a smettere ci crederai) lo zucchero è un additivo che crea una forte dipendenza. Non solo crea dipendenza, ma lo troverai dappertutto. Dai condimenti per l'insalata al pane, lo zucchero è nascosto in quasi tutti i cibi lavorati che hai sempre comprato. Non trovi lo zucchero nell'etichetta? Probabilmente è lì lo stesso. Le aziende che lavorano il cibo possono chiamare lo zucchero con uno dei suoi 57 nomi commercialmente accettabili. Questi nomi includono: malto d'orzo, sciroppo di riso integrale, cristalli di zucchero di canna, caramello, sciroppo di carrubo, cristalli di fruttosio, destrano, malto diastatico, maltolo etilico, galattosio, maltodestrina, panela, panocha, e infine sorgo. L'eccesso di consumo di zucchero fa in modo che il tuo fegato accumuli i grassi in maniera più efficiente, ed in diversi posti. In aggiunta, conduce anche ad un fenomeno chiamato patologia del fegato grasso . Questa malattia non era solo sconosciuta ai nostri antenati, ma lo era anche per i nostri nonni, il primo caso è stato riscontrato negli anni '80! Recentemente è stato dimostrato che l'eccesso di zucchero porta all'aumento della pressione sanguigna e a patologie cardiache. Eliminando o riducendo lo zucchero in eccesso dalla tua dieta, sarai in grado di abbassare la tua pressione sanguigna, abbassare i livelli di colesterolo cattivo e diminuire i rischi di attacchi cardiaci.

Diventa Paleo oggi

10 cibi da evitare quando si mangia Paleo

Riso

Pasta

Cibi lavorati e industriali

Succhi di frutta

Sale

Zucchero
Proteine di bassa qualità
Prodotti in lattina
Energy drink
Farina bianca raffinata

10 cibi da aggiungere alla tua dieta quando si mangia paleo
Patate dolci
Salmone selvatico
Manzo da pascolo
Noci
Legumi
Verdure crocifere
Verdure a foglia
Grassi sani
Frutta fresca
Uova da allevamento all'aperto

Come diventare paleo oggi
Elimina i cibi lavorati e industriali

Rimpiazza i carboidrati in eccesso con i vegetali

Elimina i sali e gli zuccheri aggiunti

Migliora la qualità dei tuoi pasti

Sostituisci l'acqua alle bevande in lattina e a agli energy drink

Conclusione

Grazie di nuovo per aver scaricato questo libro!

Spero che questo libro sia stato in grado di motivarti a mangiare in modo più sano facendo buon uso di una sano Dieta Paleo!

Il prossimo passo è agire!

Grazie e in bocca al lupo!

www.ingramcontent.com/pod-product-compliance
Lightning Source LLC
Chambersburg PA
CBHW071906070526
44583CB00016B/1874